ÉCOLE

DE

LA SALPÊTRIÈRE

POUR LES ENFANTS MALADES, INFIRMES ET ARRIÉRÉES
DE LA 5me DIVISION.

DISTRIBUTION SOLENNELLE DES PRIX.

DISCOURS DE M. DELASIAUVE.

PARIS

IMPRIMERIE MOQUET

11, RUE DES FOSSÉS SAINT-JACQUES, 11

1872

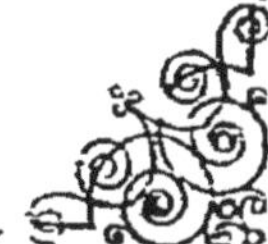

ÉCOLE DE LA SALPÊTRIÈRE

POUR LES ENFANTS MALADES, INFIRMES ET ARRIÉRÉES DE LA 5e DIVISION.

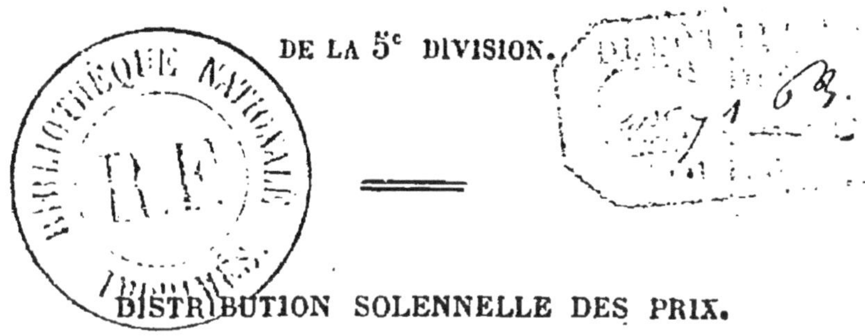

DISTRIBUTION SOLENNELLE DES PRIX.

Comme pour les garçons à Bicêtre, il existe dans la division des aliénées, à la Salpêtrière, une section d'enfants dégradées par la folie, idiotes ou épileptiques. Cette section, dont furent tour à tour chargés le docteur Mitivié et M. Baillarger, fait aujourd'hui partie du service de M. Delasiauve. Elle possède une école, où sont admises les infortunées qui, à des degrés divers, sont susceptibles d'une culture spéciale. Chaque année, on décerne des prix aux plus méritantes. Ce soin, qui, en raison des événements, n'a pu être rempli en 1870 et 1871, vient de l'être pour 1872. La cérémonie a eu lieu le 17 août, sous la présidence de M. Phœlip, Directeur de l'hospice. Les dames dominaient dans l'assistance, où, indépendamment des fonctionnaires supérieurs, de MM. les aumôniers, des employés et des internes en médecine ou en pharmacie de la maison, s'étaient rendues beaucoup de personnes du dehors, attirées par une légitime curiosité.

On comptait sur le Directeur-général, M. Blondel, retenu malheureusement par d'importants devoirs. En ouvrant la séance, M. le Président exprime à cet égard des regrets unanimement partagés. Il accorde ensuite la parole à M. Delasiauve, dont nous reproduisons le discours.

Grande était l'animation des élèves. Sous la direction de Madame Laisné, préposée au gymnase, et de Mademoiselle Nicolle, l'institutrice, elles firent successivement des exercices de gymnastique et de phonomimie. Plusieurs représentèrent des scènes, récitèrent des fables qu'elles avaient apprises. La réunion enfin fut égayée par la musique et les chansonnettes d'un jeune virtuose aveugle, M. Dequatremare, professeur nouvellement attaché à l'asile, et doué d'un remarquable talent. L'émotion a été générale.

X...

Discours de M. Delasiauve.

Mesdames et Messieurs,

La cérémonie à laquelle nous assistons comporte plus d'un genre d'intérêt. Nous ne sommes point en présence d'enfants ordinaires, dont la santé normale, le corps dispos, les facultés libres, la raison correcte et la docilité plus ou moins facile à obtenir se prêtent naturellement aux exigences de l'action, du savoir et de l'étude. A l'attrait que comporte toute distribution de prix s'ajoute ici l'attendrissement qu'inspire une grande infortune. On ne sait les plus à plaindre de celles dont l'intelligence a été atteinte dans son germe, enrayée dans son développement, ou déprimée par une cruelle affection. Les moindres conquêtes leur coûtent beaucoup de temps et d'efforts. Elles n'en sont que plus méritoires. Du moins, vous allez en juger, les récompenses ne trouvent pas nos élèves insensibles.

Séculairement, les pauvres déshérités de l'esprit furent voués à l'abandon. On le conçoit, si l'on considère que les aliénés ne furent pas l'objet d'une plus vive sollicitude, et dans quel médiocre état est restée l'instruction populaire. Aujourd'hui encore, combien, pour l'élévation et le nombre, sont limitées et abstraites les matières de l'enseignement, même dans les pensionnats et les lycées. Si peu, d'ailleurs, qu'un écolier moins capable ne puisse marcher à l'unisson de sa classe, on le néglige, on croit peine perdue de répandre dans un sol infertile une semence qui ne saurait y prospérer.

La science avait eu de fugitives aperceptions. Des essais ont été entrepris, çà et là, par quelques dévouements charitables, ou dans des familles heureusement inspirées. Mais ces données ou ces faits sont demeurés non avenus dans leur isolement. Esquirol est le premier qui, dans cet établissement même, dont il était le médecin en chef, tenta une sérieuse amélioration des natures mentalement disgraciées. C'est à la Salpêtrière, en réalité, que revient l'honneur d'une généreuse inauguration. Sous quelle influence agissait notre illustre maître? Son génie d'artiste, son zèle compatissant, son savoir plein de ressources suffisaient certes pour l'inspirer. Il est, cependant, une coïncidence tout à fait remarquable.

Gall vivait alors, et sa doctrine, objet de controverses et de préoccupations intenses, visait, entr'autres, à présenter sous un jour nouveau le problème de l'éducation. Les *bosses* nuisirent aux idées, jusqu'à présent en butte au dédain officiel.

Celles-ci, malgré tout, épousées par d'ardents néophytes, s'imprégnaient dans les errements, et il n'est pas improbable que, sans partager les théories du célèbre réformateur, Esquirol ait cédé, à son insu, aux courants qu'elles déterminaient dans les vues et la pratique sociales.

Ce qui est constant, c'est que les expériences confiées à un interne furent dirigées d'après le plan tracé par le père de la phrénologie. L'élève en question, notre excellent collègue M. Belhomme, nous instruit lui-même, dans le savant *Essai sur l'idiotie* qu'il publia en 1824, comment, par la reconnaissance des facultés multiples, il fut amené à cultiver, au lieu du seul discernement, l'ensemble des aptitudes prédominantes et persistantes. Son observation porte sur une centaine d'idiotes, chez bon nombre desquelles il obtint les résultats les plus satisfaisants.

Imbu des mêmes principes, M. Félix Voisin ne se contenta pas, dès avant 1830, de consacrer à l'étude et au traitement de l'idiotie, divers écrits très-circonstanciés. Sous le nom d'*Institut orthophrénique*, il fonda en 1834, rue de Sèvres, une école destinée à mettre en relief les avantages d'une méthode rationnelle. Frappée du progrès des élèves, l'administration hospitalière, qui avait pris cette école sous sa protection, se décida en 1839, sur les instances de Ferrus, à en ériger une semblable dans la section des enfants à Bicêtre. Les deux réunies n'en firent qu'une seule, dont M. Voisin eut bientôt, de moitié avec Leuret, la haute surveillance, tandis que notre regretté collègue M. Falret continuait à la Salpêtrière la tâche si heureusement commencée par M. Belhomme.

Ferrus accorda une entière faveur à cette création, qui était son œuvre. Lui-même, très-enthousiaste des idées réformatrices de Gall, avait, avec une sollicitude toute spéciale, pendant les quatorze années qu'il passa à Bicêtre, en qualité de médecin en chef des aliénés, veillé au perfectionnement des défectueux, dont il appliquait le plus possible aux travaux manuels, aux occupations agricoles, aux soins domestiques.

Tant de dévouement ne fut pas vain. L'école de Bicêtre, qui n'a cessé de se soutenir et de s'élever, sinon de s'étendre, devait acquérir une exceptionnelle notoriété. Elle eut d'abord pour maître un homme instruit, doué de précieuses aptitudes, auteur de mémoires spéciaux déjà appréciés, et joignant au talent d'écrivain une expérience acquise, comme professeur aux Sourds-Muets sous Itard et à l'institut orthophrénique de la rue de Sèvres. Par l'activité de ses ressources, M. Séguin sut imprimer à toutes les parties de son enseignement une impulsion dont s'émerveillèrent les administrateurs, les médecins, les corps savants et la presse. La loi de 1838 sur les aliénés commençait à recevoir ses applications. On s'en émeuvait en Europe comme au delà des mers. L'école de Bicêtre eut sa part de cet éveil. En divers États, se révélèrent des désirs d'imitation. Les visiteurs étrangers se succédaient pour s'enquérir de son organisation, de ses procédés, de ses progrès.

L'éloignement de M. Séguin, après deux ans seulement, eût été une perte irréparable, si, parmi le personnel de l'asile, ne se fût rencontré en M. Vallée un successeur capable du fardeau. M. Vallée, lui aussi, avait du savoir, de l'ardeur, une volonté tenace. Il avait vu M. Séguin à l'œuvre ; il s'était initié au secret des imperfections psychiques et de leur traitement; il s'était épris des transformations susceptibles de rendre une multitude d'êtres dépourvus, plus ou moins participants de la vie sociale. Son action fut puissante et décisive, et, s'il suivit la méthode inaugurée par M. Séguin, ce ne fut pas en copiste servile; il la modifia souvent et en élargit fructueusement le cercle sur beaucoup de points.

Pendant près de dix-sept années, M. Vallée fit de nombreux élèves. Ni son zèle ni ses forces n'avaient fléchi. Il se vit, néanmoins, obligé, par les exigences de plus en plus impérieuses d'une maison privée qu'il avait créée pour les familles riches, de résigner ses fonctions. La séparation, de part et d'autre, fut cruelle. Elle eut un double adoucissement. L'Institut de Gentilly, sa prospérité croissante, ne constituaient pas seulement pour le fondateur profit et gloire; comme utilité, comme exemple aux nations, un tel établissement était aussi un honneur pour la France. Il n'a point dégénéré, et, dans les mains dévouées de M. et Mme Otto Baetge, que M. Vallée s'est choisis pour successeurs, il y a trois ans déjà, et auxquels il continue son concours expérimenté, il ne peut que grandir encore (1).

D'autre part, on le répète, personne n'est absolument indispensable. Il semble que, pour la seconde fois, la Providence ait ménagé à Bicêtre la vérification de cet axiome. M. Deleporte, désigné pour remplacer M. Vallée, réunissait à son tour les conditions les plus désirables. Avant d'être employé à l'économat, il avait exercé, avec distinction et amour, les fonctions d'instituteur, par lui fréquemment regrettées, et qu'il ressaisissait sous une auréole séduisante. Il occupe ce poste depuis douze ans. Nul n'eût pu le remplir avec une ponctualité plus scrupuleuse, une méthode plus sûre, une sagacité aiguisée par plus d'observation et de labeur, une discipline plus exacte et plus paternelle, j'ajouterai avec des succès meilleurs.

Au reste, sauf une suppression fâcheuse, d'utiles additions furent successivement opérées dans le quartier des enfants. Aliénés, épileptiques et idiots, étant répartis en nombre égal dans les deux sections dont la division se composait antérieurement, il s'ensuivait qu'absorbés par les premiers, les chefs du service médical ne pouvaient apporter aux autres qu'une attention incidente et superficielle. A la mort de Leuret, on forma, des deux derniers groupes, une troisième section; ce qui me permit, en ayant été chargé, de concentrer sur eux mon étude et mon action.

Sur ces entrefaites, un double gymnase, couvert et à ciel nu, nous offrit, sous l'habile direction de MM. Laisné et Goy, son immense secours. La classe proprement dite s'enrichit de plusieurs professeurs auxiliaires, instruisant et contenant à la fois.

(1) Voir la note, à la fin de l'opuscule.

On eut des maîtres de chant, de dessin, de danse et d'escrime. Un atelier de menuiserie fut organisé; on confia des élèves au chef tailleur et au chef cordonnier. D'autres, en plus grand nombre, furent employés au tressage de la paille, à la buanderie, au chantier ou à des offices domestiques. Plus récemment, un vaste enclos a été octroyé pour les exercices agricoles et horticoles. Enfin on a ravi à leur inertie une trentaine des plus dégradés, en les réunissant dans une grande salle, sous la conduite de deux gardiens intelligents, qui, par toutes sortes de stimulations : chants, paroles, actes, les ébauchent et les préparent éventuellement à monter le premier degré de l'instruction.

Quant à la mesure dont j'ai parlé, MM. Auguste Voisin et Jules Falret, qui m'ont succédé à Bicêtre, en sentiront comme moi la gravité, s'ils y réfléchissent. Mes collègues de la 1re et de la 2e section n'avaient qu'un surveillant. Par le fait de la jonction d'où était résultée la mienne, j'en conservais deux : l'un des enfants, l'autre des épileptiques adultes. Aux yeux de l'administration, c'était une anomalie. Le surveillant des enfants déployait un zèle qu'on tenait excessif. Ceci et une convenance personnelle l'ayant engagé à demander son changement, on saisit avidement l'occasion de reporter la fonction à son collègue des épileptiques adultes. Je remontrai en vain la distinction et l'importance de l'emploi. Ce fut, en effet, une véritable perte. Sans cesse en travail d'améliorations, M. Dezairs galvanisait jusqu'aux plus engourdis par les moyens ingénieux qu'il imaginait chaque jour de les occuper et de les distraire. J'ai eu depuis d'excellents surveillants : Marion, MM. Cadet, Laveissière, Garçon, Agnus : le *desideratum* subsiste.

En somme, l'École de Bicêtre, maintenue à sa hauteur, perfectionnée même, mérite toujours la réputation dont elle jouit. Satisfait-elle néanmoins à tous les besoins ? Bicêtre et la Salpêtrière ensemble n'ont jamais renfermé plus de deux cent-cinquante enfants idiots. Il en existe peut-être dix mille en France. En présence d'une pareille masse sans culture, on s'étonne que, jusqu'ici, notre exemple ait été stérile pour les départements et que Paris, où l'institution a pris naissance, n'ait pas remplacé encore ses quartiers si insuffisants par de splendides asiles.

Nous avons été distancés, sans pourtant que nous sachions au juste dans quelle mesure. Car les *Annales médico-psychologiques*, notre immense répertoire, ne nous fournissent à cet égard que d'assez vagues indications. Qu'on me permette de résumer brièvement ces documents, ne fût-ce que pour signaler la nécessité d'avoir et de suivre un programme qui, dévoilant les *desiderata*, nous invite à les faire disparaître.

C'est à Berlin qu'aurait été fondé le premier asile d'idiots, par M. Stægert, directeur simultanément de l'Institut des Sourds-muets de la même ville. Ni la date de l'ouverture, ni le nombre des élèves ne sont notés. On constate le crédit de l'institution. M. Stægert prétendrait, mais bien indûment, à la priorité, en ce qui concerne l'éducation des déshérités de l'intelligence.

Mentionnons l'Abendberg dans le canton de Berne, érigé en faveur des jeunes crétins, à part le traitement physique, les principes sur lesquels se base leur réformation mentale leur étant communs avec les idiots. L'inauguration eut lieu en 1840. Aucun établissement ne suscita plus d'enthousiasme, aucun promoteur ne rencontra plus d'appuis. Guggenbült recueillit d'énormes souscriptions. Finalement, toutefois, son œuvre a paru surfaite. Une savante mise en scène aurait eu une grande part dans sa gloire. On n'a jamais vu clair dans ses résultats, et, ce qui justifierait la critique, c'est qu'après sa mort, en 1863, l'Abendberg a été abandonné, bien que, dit-on, le fondateur eût laissé aux frères Moraves 600,000 francs pour le continuer.

Le docteur Pliny Earle signale deux asiles en Angleterre. Bath, ouvert en 1846 (Sommerset), Park-House, Highagate, près de Londres. Ce dernier, dès l'origine, aurait compté 70 élèves; pour le premier, il n'est mention que des succés obtenus.

D'après un double rapport du docteur G. Howe (1848-1851), l'éducation des idiots aux Massachusets, serait prospère. Est-ell privée ou publique? donnée dans des établissements ou dans des leçons particulières? L'analyste est muet sur ce point.

Vers 1852 ou 1853, le docteur Muller aurait fondé à Winterbach près de Winnenthal (Bavière), un établissement privé qui, en août 1854, comptait 59 enfants, provenant du Wurtemberg, de Bade, de Bavière et de Francfort.

Dans la Grande-Bretagne, un troisième hospice pour les idiots aurait été inauguré, en juillet 1855, à Red-Hill, près Londres, par le prince Albert.

En 1856, le royaume de Saxe aurait mis à la charge de l'État la construction d'un asile consacré à la même infortune.

Un asile privé, vers la même époque, aurait été fondé à Marienberg et aurait obtenu le patronage des gouvernements bavarois et wurtembergeois.

Renaudin, à propos de ces derniers instituts, signale, sans les préciser, de semblables créations en Sardaigne, (*Annales*, t. XXI, p. 97).

Dans la même année, M. Helferich, ancien professeur à Marienberg et à l'Abendberg, crée un établissement pour les enfants arriérés, à Bellevue, près Stuttgard (*Annales*, t. XXI, p. 142.)

Un instituteur, M. Pœpple, fonde en 1858, à Grenzacher Strasse, près Bâle (Suisse) un établissement pour les enfants arriérés.

Le 15 novembre 1859, un comité ouvre un asile analogue dans les provinces rhénanes, à Bendorf.

On voit combien ces informations sont sommaires. Mille questions graves (propagation des asiles d'aliénés, colonies agricoles, No-RESTRAINT, classification des folies, responsabilité partielle, modes d'assistance, maisons pour les ivrognes et les aliénés criminels, attaques à la législation et à la pratique des aliénistes) sont venues, depuis une vingtaine d'années, détourner l'attention des sujets moins passionnants. Toutefois, sans parler de l'asile Victor-Emmanuel pour les crétins, expérimenté à Aoste, en 1863, et plus tard abandonné, nous possédons sur Earlswood, autre asile anglais, érigé dans le comté de Surrey, sur des proportions grandioses, des données assez précises. D'abondantes souscriptions ont contribué à sa fondation et concourent à son entretien. Rien de plus saisissant qu'une notice publiée, à son sujet, par M. Billod. Considérable et parfaitement organisé, l'édifice est situé sur une belle terrasse, ayant vis-à-vis, de l'autre côté de la route, une vaste ferme de 90 acres. C'était en 1861. Il y avait alors 275 enfants des deux sexes. En 1868, ce chiffre atteignait 455. Il dépasse aujourd'hui 500. On se fera une idée de l'importance des sacrifices par la clôture de l'exercice 1867. Les recettes de 23302 livres sterling avaient laissé à la fin de décembre un boni de 2144 livres sterling, soit environ 54,000 francs. Inutile d'ajouter que les moyens, les procédés et le personnel de l'enseignement sont conformes à la science et répondent au but.

Cet exemple doit nous rendre soucieux. Il a fallu une circonstance comme celle de cette solennité pour nous en remémorer le contraste humiliant. Nous serait-il donc si difficile de regagner le terrain perdu? L'État aurait une ferme détermination à prendre. A son défaut, ne pourrions-nous pas coaliser nos efforts pour le suppléer? On dit nos mœurs réfractaires : les libres communications, tel est le secret des généreux entraînements auxquels obéissent nos voisins. Dans d'égales conditions, l'emprunt en fait foi, nos sympathies ne seraient pas moins actives.

Il y va, d'ailleurs, d'un intérêt autrement sérieux qu'il ne paraît. Sous cette simple question de l'amélioration des enfants arriérés, se cache, en réalité, tout un programme d'enseignement et de pédagogie. Lallemand, dans un petit traité d'éducation plein d'ingénieux aperçus, commençait son étude par les animaux. Il y a moins loin des natures imparfaites à l'homme ordinaire. Mais les lois de l'organisation sont partout les mêmes. Chez l'idiot, si le discernement est obscur, il lui reste des épaves. Il a des sens, des aptitudes, des sentiments, des affections, des penchants. C'est là qu'il faut frapper par tous les éléments accessibles. D'un exercice continu, varié, méthodique, doivent procéder son instruction, sa moralité, sa volonté, ses habitudes. L'acte le plus simple impliquant un effort de jugement, de mémoire, de réflexion, de raisonnement, les répéter, c'est agrandir la sphère de ses idées et le préparer, dans la limite permise, à l'acquisition des notions supérieures et abstraites Hélas! pour les enfants sains, la science des facultés n'indique point une autre marche. La société, sans doute, leur est une école, mais, sans guide ni règle, combien profitent mal de ses enseignements, et, sujets aux écarts, n'atteignent point le niveau de leur destinée.

Un point délicat, c'est la conduite à tenir. Vis-à-vis d'un pauvre être dont la fragilité appelle la protection, en est-il d'autre que l'attrait, la douceur, l'affection? La supériorité du maître, sauf de rares exceptions, suffit à son ascendant. Même obtus, l'enfant a l'intuition du bon et du juste. Il sent qui l'aime. La rigueur l'éloigne et l'aigrit. Il en garde la mémoire; elle le porte à la résistance; car l'intention lui échappe. Donc, ni humiliation ni mauvaises paroles; ménagement de sa dignité, si l'on veut être respecté soi-même. Agenouillements, pensums, retenues, etc., trahissent l'inhabileté. Celui qui en abuse devient l'ennemi de ses élèves et se prépare une vie intolérable. Dans les maisons bien tenues, ces punitions ne sont plus que des expédients *in extremis*. Le travail, l'émulation, dans des exercices attrayants et diversifiés, créent naturellement la discipline.

Je termine, Mesdames et Messieurs, ces considérations que j'aurais voulu abréger, mais que j'ai crues opportunes. Pour les appuyer, je n'aurais que le choix des exemples. On aperçoit l'idéal. J'ai dit l'énorme chiffre des défectueux que renferme la population. Leur présence, on ne s'en doute pas assez, est loin d'y être inoffensive. Beaucoup sont un fléau pour leur famille, un danger pour la société. Apathiques, irritables, si, ce qui arrive, on les rebute, ils deviennent intraitables. Il en est qui, sous l'influence de leurs instincts mal contenus, parfois surexcités, se livrent aux plus honteux écarts, commettent des violences ou des vols, allument des incendies, profèrent des menaces, réalisent des vengeances ou servent d'instruments à la perversité. Les plus abrutis ne sont pas les pires.

Pour les éduquer, il faudrait des centres d'instruction répartis autour des communes. Earlswood a de quoi séduire. Plus modestes, très-peu coûteux, les asiles que nous concevons rempliraient mieux le but. Chaque circonscription aurait le sien, exempt des inconvénients d'une séquestration éloignée. Tout en bénéficiant d'une éducation étendue et variée, les élèves ne perdraient, dans une existence demi-libre, aucun des avantages que procurent la famille et la fréquentation sociale. Leur expérience pratique, qui est la fin de l'éducation, se perfectionnerait dans un champ d'observation illimité. Nous aurions des sujets bons, dociles, laborieux.

Mais mon horizon est restreint. Pour le moment, je dois revenir à la Salpêtrière. Avant tout, j'éprouve le besoin de remercier les personnes qui s'intéressent au sort de nos pauvres pupilles : M. le directeur de l'hospice, M. l'économe, toujours si empressés à veiller à leur bien-être et à leur procurer d'agréables distractions; tous les serviteurs, sans distinction, qui concourent à leur donner des soins et dont j'apprécie chaque jour le zèle méritoire. L'équité m'impose aussi le devoir d'accorder un hommage nominal à notre institutrice si dévouée, Mlle Nicolle. Dieu me garde de jalouser l'école de Bicêtre, dont peut-être j'ai, pour ma faible part, contribué à promouvoir les agrandissements! Faire remarquer que, comparativement, elle a été privilégiée, ce n'est point lui nuire, mais signaler une indication. Sauf le gymnase, que Mme Laisné dirige avec zèle et dont je n'ai pu jusqu'ici entièrement constater les résultats, car les exercices ont lieu dans la journée, nous n'avons aucun des éléments qui font le succès à Bicêtre. Le fardeau pèse tout entier sur Mlle Nicolle. Elle s'épuise à aller, de groupe en groupe, encourager le bon vouloir, stimuler la lenteur, réprimer les caprices ou la turbulence. Plusieurs branches essentielles sont forcément omises. Elle a formé dans sa classe quelques monitrices, dont le concours nous est précieux, et le serait davantage si elles-mêmes, moins soumises à leur triste infirmité, avaient toujours l'aplomb, la patience et la persévérance nécessaires.

Cependant, en dépit de ces difficultés, grâce à l'abnégation de l'institutrice, à sa déférence pour les suggestions médicales, au soin extrême qu'elle apporte dans l'application des procédés, de notables progrès ont été obtenus. Un bon nombre d'élèves lisent passablement. Leur écriture se corse. Plusieurs ont des notions de grammaire, écrivent de petites dictées, n'orthographient pas trop mal, trouvent avec leurs acceptions les mots dans le dictionnaire. Le calcul ne leur est pas étranger ; on s'efforce de leur inculquer les rudiments de l'histoire et de la géographie; ainsi que les notions les plus usuelles. Des modifications correspondantes se sont manifestées dans le caractère. L'application est plus soutenue ; les caprices moins fréquents et moins opiniâtres. Certaines malades qui se tenaient à l'écart ont pris goût à l'étude. D'autres ont vu, avec la diminution de leurs crises, s'effacer leur incohérence et se dissiper leur torpeur. Chez celles même dont ni le traitement médical ni les soins moraux n'ont amendé les accès, l'intelligence n'a point subi de dépression. Ajoutons que Mademoiselle Nicolle fait un judicieux emploi de la méthode phonomimique du regrettable Grosselin, laquelle, par l'affectation des signes aux idées et aux mots, abrège le travail pénible de la compréhension des lettres et des syllabes.

La période est grave, Mesdames et Messieurs. Il est naturel, même pour un besoin urgent, d'hésiter à solliciter de nouvelles dépenses. Nous n'avons point cru, toutefois, pouvoir taire la situation. Puisqu'il y a lacune, il est utile qu'on la connaisse et qu'on y songe, afin de l'atténuer au moins, en attendant l'heure propice de la combler. Souhaitons que ce moment soit prochain. On parle de *revanche*. Moi aussi, j'ai rêvé batailles ; mais sur un autre terrain que celui d'une immolation fratricide et impie : sur le terrain de la science, de l'industrie, du progrès moral, des bienfaisantes institutions. C'est là que j'ambitionnerais de triompher. Ce genre de conquêtes ne coûte ni sang, ni larmes. Le vaincu peut, sans scrupule, serrer la main du vainqueur. En sociologie, les questions se tiennent. Certes, je n'étonnerais aucun de ceux que, sérieusement, l'avenir de l'humanité intéresse, en déclarant que, par ses mobiles, ses procédés et son influence, l'éducation des êtres imparfaits constituerait, généralisée, un grand pas dans la revendication. Qui peut le plus peut le moins. Quand, au sommet, en viendra-t-on, à le comprendre?

---

(1) Dans un opuscule sur l'ÉDUCATION DES IDIOTS (1859), nous avons consigné de curieux exemples d'amélioration parmi les types les plus dégradés. Les catégories au-dessus nous en fourniraient de plus saillants encore. Trois de nos jeunes sujets, sortis de Bicêtre, après un séjour de quatre à cinq années, ont pu notamment vivre en liberté, l'un d'un travail littéraire, les deux autres d'une profession manuelle. Un quatrième, plus tard, a, fils d'acteur, suivi la carrière de son père. X... est admis dans la section à 13 ans. Bonne tenue, physionomie douce; il parle et connait les choses usuelles. Les résultats furent loin de répondre d'abord à notre attente : les soins extrêmes dont il avait été l'objet dans sa famille nous parurent bientôt avoir épuisé la somme de ses capacités. Deux ans s'étaient écoulés, sans changement appréciable. Une lueur perce alors. L'enfant commence par assembler les syllabes ; il parvient assez vite à lire, à écrire, à faire les quatre règles. Rendu à ses parents, vers sa dix-huitième année, je le rencontre un jour colportant de menues fournitures dans la banlieue. Plus court de jugement, irritable, inconsistant, S... profite de même et retourne avec sa mère, excellente dame, qu'il aide dans son commerce de marchande ambulante aux environs de la place Maubert. Il y a trois ans, je m'entends interpeller dans la rue Jacob. Il était huit heures du soir. Surpris, je me trouve en présence d'un garçon svelte, bien mis, que je ne reconnaissais pas. C'était un de nos petits malades, pour lequel M. Deleporte et moi avions eu la plus vive sollicitude. Lauréat de la première classe, ayant quitté l'établissement depuis un mois, il avait été engagé comme commis placier dans une fabrique de parfumerie, où sa mère travaillait. Une

aventure analogue m'arrivait, quelques jours après, à l'angle d'une rue, boulevard de la Glacière. D'une boutique, où récemment elle avait transféré son négoce de lingerie, s'élance vers moi une dame que j'avais soignée autrefois pour des attaques convulsives. Un de ses fils avait été longtemps dans ma section à Bicêtre. Entré à 8 ans, il en avait 13 et y était toujours. La métamorphose avait été grande : petit, front déprimé, incapable, rageur, il était devenu docile et s'était perfectionné dans la lecture, l'écriture, le calcul et l'orthographe, à ce point qu'il eût figuré parmi les bons écoliers dans une institution primaire. Par hasard, il se trouvait chez sa mère avec un de ses frères moins âgé d'un an, sorti comme lui en congé d'un pensionnat voisin. Je pris plaisir à les interroger comparativement, et sa supériorité fut telle, que l'enfant sain en pleurait de dépit et de jalousie. M. Deleporte, à qui je racontais ces détails, me rappela un autre rabougri, celui-là bien doux, bien chétif et bien timide, que nous reçûmes à 9 ou 10 ans, et qui, doublement développé par l'étude et les exercices, travaille aujourd'hui dans une imprimerie.

Entr'autres faits observés dans le pensionnat de M. Vallée, mon premier écrit de 1859 mentionne un idiot microcéphale, qui, âgé de 15 ans, balbutiait à peine quelques mots de sa langue maternelle (il était espagnol), et qui, ayant appris à lire, à parler et à écrire le français, *approchait du niveau de la vie commune*. Chez M. Otto-Baetge, nous avons constaté des succès également décisifs. Z..., âgé de 15 ans, était complétement stupide : ni sensibilité, ni marques d'affection et de reconnaissance. Il devait cette infirmité à deux fièvres typhoïdes; trois ans ont suffi à sa résurrection intellectuelle et morale. Lycéen, son plus grand bonheur est de passer à Gentilly ses jours de congé. Un autre enfant entre, à 5 ans, dans un état voisin de l'abrutissement. Il vole et boit toutes les liqueurs fortes à sa portée. En conquérant l'intelligence, il a perdu ses habitudes perverses. La famille l'aurait repris, si, précisément parce que, dans la maison, il profite autant qu'il ferait ailleurs, elle ne préférait l'y laisser dans la crainte d'une rechute. Enfin, depuis six mois, une petite idiote maniaque a recouvré un calme, une attention et une aptitude relatives.

D.

Paris. — Imp. Moquet r. des Fossés-Saint-Jacques, 11.

OUVRAGES DE M. DELASIAUVE SUR L'ENSEIGNEMENT.

De l'organisation médicale en France, 1 volume, 1843

Du projet de loi sur l'exercice et l'enseignement de la médecine, 100 pages in-8°, 1847

Nature et degré de l'enseignement primaire, 1848.

De l'enseignement clinique dans les hôpitaux (Extrait du *Siècle*), 1858

De l'éducation des idiots. 1859.

De l'enseignement médical. (Lettre à M. Jules Duval), 1868

Journal de médecine mentale, 10 volumes (partie sur l'éducation.)